Nurse Report Sheet Notebook

Name: ....

Address: ....

Phone: ....

E-mail: ....

Room:	Name:		Age/Sex:
Admit:	MD:		Code:
Allergies:			Isolation:

Diagnosis:	PMH:
Medical History:	Tests/Procedures:

Labs:		Medications:
Na:	Mg:	
K:	Ca:	
Ph:	Cr:	
BUN:	WBC:	
Hgb:	Plt:	
Pt/INR:	Troponin:	
Other:		

Vitals:	Neuro	Cardiac
	Respiratory	GI/GU
	Skin	Muskuloskeletal
	IV Sites	Drips/Fluids

Plan/Notes:

Room:	Name:		Age/Sex:
Admit:	MD:		Code:
Allergies:			Isolation:

Diagnosis:	PMH:
Medical History:	Tests/Procedures:

Labs:		Medications:
Na:	Mg:	
K:	Ca:	
Ph:	Cr:	
BUN:	WBC:	
Hgb:	Plt:	
Pt/INR:	Troponin:	
Other:		

Vitals:	Neuro	Cardiac
	Respiratory	GI/GU
	Skin	Muskuloskeletal
	IV Sites	Drips/Fluids

Plan/Notes:

Room:	Name:		Age/Sex:
Admit:	MD:		Code:
Allergies:			Isolation:

Diagnosis:	PMH:
Medical History:	Tests/Procedures:

Labs:

		Medications:
Na:	Mg:	
K:	Ca:	
Ph:	Cr:	
BUN:	WBC:	
Hgb:	Plt:	
Pt/INR:	Troponin:	
Other:		

Vitals:	Neuro	Cardiac
	Respiratory	GI/GU
	Skin	Muskuloskeletal
	IV Sites	Drips/Fluids

Plan/Notes:

Room:	Name:		Age/Sex:
Admit:	MD:		Code:
Allergies:			Isolation:

Diagnosis:	PMH:
Medical History:	Tests/Procedures:

Labs:		Medications:
Na:	Mg:	
K:	Ca:	
Ph:	Cr:	
BUN:	WBC:	
Hgb:	Plt:	
Pt/INR:	Troponin:	
Other:		

Vitals:	Neuro	Cardiac
	Respiratory	GI/GU
	Skin	Muskuloskeletal
	IV Sites	Drips/Fluids

Plan/Notes:

Room:	Name:		Age/Sex:
Admit:	MD:		Code:
Allergies:			Isolation:

Diagnosis:	PMH:
Medical History:	Tests/Procedures:

Labs:		Medications:
Na:	Mg:	
K:	Ca:	
Ph:	Cr:	
BUN:	WBC:	
Hgb:	Plt:	
Pt/INR:	Troponin:	
Other:		

Vitals:	Neuro	Cardiac
	Respiratory	GI/GU
	Skin	Musculoskeletal
	IV Sites	Drips/Fluids

Plan/Notes:

Room:	Name:		Age/Sex:
Admit:	MD:		Code:
Allergies:			Isolation:

Diagnosis:	PMH:
Medical History:	Tests/Procedures:

Labs:		Medications:
Na:	Mg:	
K:	Ca:	
Ph:	Cr:	
BUN:	WBC:	
Hgb:	Plt:	
Pt/INR:	Troponin:	
Other:		

Vitals:	Neuro	Cardiac
	Respiratory	GI/GU
	Skin	Muskuloskeletal
	IV Sites	Drips/Fluids

Plan/Notes:

Room:	Name:		Age/Sex:
Admit:	MD:		Code:
Allergies:			Isolation:

Diagnosis:	PMH:
Medical History:	Tests/Procedures:

Labs:		Medications:
Na:	Mg:	
K:	Ca:	
Ph:	Cr:	
BUN:	WBC:	
Hgb:	Plt:	
Pt/INR:	Troponin:	
Other:		

Vitals:	Neuro	Cardiac
	Respiratory	GI/GU
	Skin	Muskuloskeletal
	IV Sites	Drips/Fluids

Plan/Notes:

Room:	Name:		Age/Sex:
Admit:	MD:		Code:
Allergies:			Isolation:

Diagnosis:	PMH:
Medical History:	Tests/Procedures:

Labs:

		Medications:
Na:	Mg:	
K:	Ca:	
Ph:	Cr:	
BUN:	WBC:	
Hgb:	Plt:	
Pt/INR:	Troponin:	
Other:		

Vitals:	Neuro	Cardiac
	Respiratory	GI/GU
	Skin	Musculoskeletal
	IV Sites	Drips/Fluids

Plan/Notes:

Room:	Name:		Age/Sex:
Admit:	MD:		Code:
Allergies:			Isolation:

Diagnosis:	PMH:
Medical History:	Tests/Procedures:

Labs:		Medications:
Na:	Mg:	
K:	Ca:	
Ph:	Cr:	
BUN:	WBC:	
Hgb:	Plt:	
Pt/INR:	Troponin:	
Other:		

Vitals:	Neuro	Cardiac
	Respiratory	GI/GU
	Skin	Muskuloskeletal
	IV Sites	Drips/Fluids

Plan/Notes:

Room:	Name:		Age/Sex:
Admit:	MD:		Code:
Allergies:			Isolation:

Diagnosis:	PMH:
Medical History:	Tests/Procedures:

Labs:		Medications:
Na:	Mg:	
K:	Ca:	
Ph:	Cr:	
BUN:	WBC:	
Hgb:	Plt:	
Pt/INR:	Troponin:	
Other:		

Vitals:	Neuro	Cardiac
	Respiratory	GI/GU
	Skin	Muskuloskeletal
	IV Sites	Drips/Fluids

Plan/Notes:

Room:	Name:		Age/Sex:
Admit:	MD:		Code:
Allergies:			Isolation:

Diagnosis:	PMH:
Medical History:	Tests/Procedures:

Labs:		Medications:
Na:	Mg:	
K:	Ca:	
Ph:	Cr:	
BUN:	WBC:	
Hgb:	Plt:	
Pt/INR:	Troponin:	
Other:		

Vitals:	Neuro	Cardiac
	Respiratory	GI/GU
	Skin	Muskuloskeletal
	IV Sites	Drips/Fluids

Plan/Notes:

Room:	Name:		Age/Sex:
Admit:	MD:		Code:
Allergies:			Isolation:

Diagnosis:	PMH:
Medical History:	Tests/Procedures:

Labs:		Medications:
Na:	Mg:	
K:	Ca:	
Ph:	Cr:	
BUN:	WBC:	
Hgb:	Plt:	
Pt/INR:	Troponin:	
Other:		

Vitals:	Neuro	Cardiac
	Respiratory	GI/GU
	Skin	Muskuloskeletal
	IV Sites	Drips/Fluids

Plan/Notes:

Room:	Name:		Age/Sex:
Admit:	MD:		Code:
Allergies:			Isolation:

Diagnosis:	PMH:
Medical History:	Tests/Procedures:

Labs:		Medications:
Na:	Mg:	
K:	Ca:	
Ph:	Cr:	
BUN:	WBC:	
Hgb:	Plt:	
Pt/INR:	Troponin:	
Other:		

Vitals:	Neuro	Cardiac
	Respiratory	GI/GU
	Skin	Muskuloskeletal
	IV Sites	Drips/Fluids

Plan/Notes:

Room:	Name:		Age/Sex:
Admit:	MD:		Code:
Allergies:			Isolation:

Diagnosis:	PMH:
Medical History:	Tests/Procedures:

Labs:		Medications:
Na:	Mg:	
K:	Ca:	
Ph:	Cr:	
BUN:	WBC:	
Hgb:	Plt:	
Pt/INR:	Troponin:	
Other:		

Vitals:	Neuro	Cardiac
	Respiratory	GI/GU
	Skin	Muskuloskeletal
	IV Sites	Drips/Fluids

Plan/Notes:

Room:	Name:		Age/Sex:
Admit:	MD:		Code:

Allergies:	Isolation:

Diagnosis:	PMH:
Medical History:	Tests/Procedures:

Labs:

		Medications:
Na:	Mg:	
K:	Ca:	
Ph:	Cr:	
BUN:	WBC:	
Hgb:	Plt:	
Pt/INR:	Troponin:	
Other:		

Vitals:	Neuro	Cardiac
	Respiratory	GI/GU
	Skin	Muskuloskeletal
	IV Sites	Drips/Fluids

Plan/Notes:

Room:	Name:		Age/Sex:
Admit:	MD:		Code:
Allergies:			Isolation:

Diagnosis:	PMH:
Medical History:	Tests/Procedures:

Labs:		Medications:
Na:	Mg:	
K:	Ca:	
Ph:	Cr:	
BUN:	WBC:	
Hgb:	Plt:	
Pt/INR:	Troponin:	
Other:		

Vitals:	Neuro	Cardiac
	Respiratory	GI/GU
	Skin	Muskuloskeletal
	IV Sites	Drips/Fluids

Plan/Notes:

Room:	Name:		Age/Sex:
Admit:	MD:		Code:
Allergies:			Isolation:

Diagnosis:	PMH:
Medical History:	Tests/Procedures:

Labs:		Medications:
Na:	Mg:	
K:	Ca:	
Ph:	Cr:	
BUN:	WBC:	
Hgb:	Plt:	
Pt/INR:	Troponin:	
Other:		

Vitals:	Neuro	Cardiac
	Respiratory	GI/GU
	Skin	Muskuloskeletal
	IV Sites	Drips/Fluids

Plan/Notes:

Room:	Name:		Age/Sex:
Admit:	MD:		Code:
Allergies:			Isolation:

Diagnosis:	PMH:
Medical History:	Tests/Procedures:

Labs:		Medications:
Na:	Mg:	
K:	Ca:	
Ph:	Cr:	
BUN:	WBC:	
Hgb:	Plt:	
Pt/INR:	Troponin:	
Other:		

Vitals:	Neuro	Cardiac
	Respiratory	GI/GU
	Skin	Muskuloskeletal
	IV Sites	Drips/Fluids

Plan/Notes:

Room:	Name:		Age/Sex:
Admit:	MD:		Code:
Allergies:			Isolation:

Diagnosis:	PMH:
Medical History:	Tests/Procedures:

Labs:		Medications:
Na:	Mg:	
K:	Ca:	
Ph:	Cr:	
BUN:	WBC:	
Hgb:	Plt:	
Pt/INR:	Troponin:	
Other:		

Vitals:	Neuro	Cardiac
	Respiratory	GI/GU
	Skin	Muskuloskeletal
	IV Sites	Drips/Fluids

Plan/Notes:

Room:	Name:		Age/Sex:
Admit:	MD:		Code:
Allergies:			Isolation:

Diagnosis:	PMH:
Medical History:	Tests/Procedures:

Labs:

		Medications:
Na:	Mg:	
K:	Ca:	
Ph:	Cr:	
BUN:	WBC:	
Hgb:	Plt:	
Pt/INR:	Troponin:	
Other:		

Vitals:	Neuro	Cardiac
	Respiratory	GI/GU
	Skin	Musculoskeletal
	IV Sites	Drips/Fluids

Plan/Notes:

Room:	Name:		Age/Sex:
Admit:	MD:		Code:
Allergies:			Isolation:

Diagnosis:	PMH:
Medical History:	Tests/Procedures:

Labs:		Medications:
Na:	Mg:	
K:	Ca:	
Ph:	Cr:	
BUN:	WBC:	
Hgb:	Plt:	
Pt/INR:	Troponin:	
Other:		

Vitals:	Neuro	Cardiac
	Respiratory	GI/GU
	Skin	Muskuloskeletal
	IV Sites	Drips/Fluids

Plan/Notes:

Room:	Name:		Age/Sex:
Admit:	MD:		Code:
Allergies:			Isolation:

Diagnosis:	PMH:
Medical History:	Tests/Procedures:

Labs:		Medications:
Na:	Mg:	
K:	Ca:	
Ph:	Cr:	
BUN:	WBC:	
Hgb:	Plt:	
Pt/INR:	Troponin:	
Other:		

Vitals:	Neuro	Cardiac
	Respiratory	GI/GU
	Skin	Muskuloskeletal
	IV Sites	Drips/Fluids

Plan/Notes:

Room:	Name:		Age/Sex:
Admit:	MD:		Code:
Allergies:			Isolation:

Diagnosis:	PMH:
Medical History:	Tests/Procedures:

Labs:		Medications:
Na:	Mg:	
K:	Ca:	
Ph:	Cr:	
BUN:	WBC:	
Hgb:	Plt:	
Pt/INR:	Troponin:	
Other:		

Vitals:	Neuro	Cardiac
	Respiratory	GI/GU
	Skin	Muskuloskeletal
	IV Sites	Drips/Fluids

Plan/Notes:

Room:	Name:		Age/Sex:
Admit:	MD:		Code:
Allergies:			Isolation:

Diagnosis:	PMH:
Medical History:	Tests/Procedures:

Labs:		Medications:
Na:	Mg:	
K:	Ca:	
Ph:	Cr:	
BUN:	WBC:	
Hgb:	Plt:	
Pt/INR:	Troponin:	
Other:		

Vitals:	Neuro	Cardiac
	Respiratory	GI/GU
	Skin	Muskuloskeletal
	IV Sites	Drips/Fluids

Plan/Notes:

Room:	Name:		Age/Sex:
Admit:	MD:		Code:
Allergies:			Isolation:

Diagnosis:	PMH:
Medical History:	Tests/Procedures:

Labs:		Medications:
Na:	Mg:	
K:	Ca:	
Ph:	Cr:	
BUN:	WBC:	
Hgb:	Plt:	
Pt/INR:	Troponin:	
Other:		

Vitals:	Neuro	Cardiac
	Respiratory	GI/GU
	Skin	Muskuloskeletal
	IV Sites	Drips/Fluids

Plan/Notes:

Room:	Name:		Age/Sex:
Admit:	MD:		Code:
Allergies:			Isolation:

Diagnosis:	PMH:
Medical History:	Tests/Procedures:

Labs:		Medications:
Na:	Mg:	
K:	Ca:	
Ph:	Cr:	
BUN:	WBC:	
Hgb:	Plt:	
Pt/INR:	Troponin:	
Other:		

Vitals:	Neuro	Cardiac
	Respiratory	GI/GU
	Skin	Muskuloskeletal
	IV Sites	Drips/Fluids

Plan/Notes:

Room:	Name:		Age/Sex:
Admit:	MD:		Code:
Allergies:			Isolation:

Diagnosis:	PMH:
Medical History:	Tests/Procedures:
Labs: Na: Mg: K: Ca: Ph: Cr: BUN: WBC: Hgb: Plt: Pt/INR: Troponin: Other:	Medications:

Vitals:	Neuro	Cardiac
	Respiratory	GI/GU
	Skin	Muskuloskeletal
	IV Sites	Drips/Fluids

Plan/Notes:

Room:	Name:		Age/Sex:
Admit:	MD:		Code:
Allergies:			Isolation:

Diagnosis:	PMH:
Medical History:	Tests/Procedures:

Labs:		Medications:
Na:	Mg:	
K:	Ca:	
Ph:	Cr:	
BUN:	WBC:	
Hgb:	Plt:	
Pt/INR:	Troponin:	
Other:		

Vitals:	Neuro	Cardiac
	Respiratory	GI/GU
	Skin	Muskuloskeletal
	IV Sites	Drips/Fluids

Plan/Notes:

Room:	Name:		Age/Sex:
Admit:	MD:		Code:

Allergies:	Isolation:

Diagnosis:	PMH:
Medical History:	Tests/Procedures:

Labs:

		Medications:
Na:	Mg:	
K:	Ca:	
Ph:	Cr:	
BUN:	WBC:	
Hgb:	Plt:	
Pt/INR:	Troponin:	
Other:		

Vitals:	Neuro	Cardiac
	Respiratory	GI/GU
	Skin	Muskuloskeletal
	IV Sites	Drips/Fluids

Plan/Notes:

Room:	Name:		Age/Sex:
Admit:	MD:		Code:
Allergies:			Isolation:

Diagnosis:	PMH:
Medical History:	Tests/Procedures:

Labs:		Medications:
Na:	Mg:	
K:	Ca:	
Ph:	Cr:	
BUN:	WBC:	
Hgb:	Plt:	
Pt/INR:	Troponin:	
Other:		

Vitals:	Neuro	Cardiac
	Respiratory	GI/GU
	Skin	Muskuloskeletal
	IV Sites	Drips/Fluids

Plan/Notes:

Room:	Name:		Age/Sex:
Admit:	MD:		Code:
Allergies:			Isolation:

Diagnosis:	PMH:
Medical History:	Tests/Procedures:

Labs:		Medications:
Na:	Mg:	
K:	Ca:	
Ph:	Cr:	
BUN:	WBC:	
Hgb:	Plt:	
Pt/INR:	Troponin:	
Other:		

Vitals:	Neuro	Cardiac
	Respiratory	GI/GU
	Skin	Muskuloskeletal
	IV Sites	Drips/Fluids

Plan/Notes:

Room:	Name:		Age/Sex:
Admit:	MD:		Code:
Allergies:			Isolation:

Diagnosis:	PMH:
Medical History:	Tests/Procedures:

Labs:

		Medications:
Na:	Mg:	
K:	Ca:	
Ph:	Cr:	
BUN:	WBC:	
Hgb:	Plt:	
Pt/INR:	Troponin:	
Other:		

Vitals:	Neuro	Cardiac
	Respiratory	GI/GU
	Skin	Muskuloskeletal
	IV Sites	Drips/Fluids

Plan/Notes:

Room:	Name:		Age/Sex:
Admit:	MD:		Code:
Allergies:			Isolation:

Diagnosis:	PMH:
Medical History:	Tests/Procedures:

Labs:		Medications:
Na:	Mg:	
K:	Ca:	
Ph:	Cr:	
BUN:	WBC:	
Hgb:	Plt:	
Pt/INR:	Troponin:	
Other:		

Vitals:	Neuro	Cardiac
	Respiratory	GI/GU
	Skin	Muskuloskeletal
	IV Sites	Drips/Fluids

Plan/Notes:

Room:	Name:		Age/Sex:
Admit:	MD:		Code:
Allergies:			Isolation:

Diagnosis:	PMH:
Medical History:	Tests/Procedures:

Labs:		Medications:
Na:	Mg:	
K:	Ca:	
Ph:	Cr:	
BUN:	WBC:	
Hgb:	Plt:	
Pt/INR:	Troponin:	
Other:		

Vitals:	Neuro	Cardiac
	Respiratory	GI/GU
	Skin	Muskuloskeletal
	IV Sites	Drips/Fluids

Plan/Notes:

Room:	Name:		Age/Sex:
Admit:	MD:		Code:
Allergies:			Isolation:

Diagnosis:	PMH:
Medical History:	Tests/Procedures:

Labs:		Medications:
Na:	Mg:	
K:	Ca:	
Ph:	Cr:	
BUN:	WBC:	
Hgb:	Plt:	
Pt/INR:	Troponin:	
Other:		

Vitals:	Neuro	Cardiac
	Respiratory	GI/GU
	Skin	Muskuloskeletal
	IV Sites	Drips/Fluids

Plan/Notes:

Room:	Name:		Age/Sex:
Admit:	MD:		Code:
Allergies:			Isolation:

Diagnosis:	PMH:
Medical History:	Tests/Procedures:

Labs:

		Medications:
Na:	Mg:	
K:	Ca:	
Ph:	Cr:	
BUN:	WBC:	
Hgb:	Plt:	
Pt/INR:	Troponin:	
Other:		

Vitals:	Neuro	Cardiac
	Respiratory	GI/GU
	Skin	Muskuloskeletal
	IV Sites	Drips/Fluids

Plan/Notes:

Room:	Name:		Age/Sex:
Admit:	MD:		Code:
Allergies:			Isolation:

Diagnosis:	PMH:
Medical History:	Tests/Procedures:

Labs:		Medications:
Na:	Mg:	
K:	Ca:	
Ph:	Cr:	
BUN:	WBC:	
Hgb:	Plt:	
Pt/INR:	Troponin:	
Other:		

Vitals:	Neuro	Cardiac
	Respiratory	GI/GU
	Skin	Muskuloskeletal
	IV Sites	Drips/Fluids

Plan/Notes:

Room:	Name:		Age/Sex:
Admit:	MD:		Code:
Allergies:			Isolation:

Diagnosis:	PMH:
Medical History:	Tests/Procedures:

Labs:		Medications:
Na:	Mg:	
K:	Ca:	
Ph:	Cr:	
BUN:	WBC:	
Hgb:	Plt:	
Pt/INR:	Troponin:	
Other:		

Vitals:	Neuro	Cardiac
	Respiratory	GI/GU
	Skin	Musculoskeletal
	IV Sites	Drips/Fluids

Plan/Notes:

Room:	Name:		Age/Sex:
Admit:	MD:		Code:
Allergies:			Isolation:

Diagnosis:	PMH:
Medical History:	Tests/Procedures:

Labs:		Medications:
Na:	Mg:	
K:	Ca:	
Ph:	Cr:	
BUN:	WBC:	
Hgb:	Plt:	
Pt/INR:	Troponin:	
Other:		

Vitals:	Neuro	Cardiac
	Respiratory	GI/GU
	Skin	Muskuloskeletal
	IV Sites	Drips/Fluids

Plan/Notes:

Room:	Name:		Age/Sex:
Admit:	MD:		Code:
Allergies:			Isolation:

Diagnosis:	PMH:
Medical History:	Tests/Procedures:

Labs:		**Medications:**
Na:	Mg:
K:	Ca:
Ph:	Cr:
BUN:	WBC:
Hgb:	Plt:
Pt/INR:	Troponin:
Other:	

Vitals:	Neuro	Cardiac
	Respiratory	GI/GU
	Skin	Muskuloskeletal
	IV Sites	Drips/Fluids

Plan/Notes:

Room:	Name:		Age/Sex:
Admit:	MD:		Code:
Allergies:			Isolation:

Diagnosis:	PMH:
Medical History:	Tests/Procedures:

Labs:		Medications:
Na:	Mg:	
K:	Ca:	
Ph:	Cr:	
BUN:	WBC:	
Hgb:	Plt:	
Pt/INR:	Troponin:	
Other:		

Vitals:	Neuro	Cardiac
	Respiratory	GI/GU
	Skin	Muskuloskeletal
	IV Sites	Drips/Fluids

Plan/Notes:

Room:	Name:		Age/Sex:
Admit:	MD:		Code:
Allergies:			Isolation:

Diagnosis:	PMH:
Medical History:	Tests/Procedures:
Labs: Na: Mg: K: Ca: Ph: Cr: BUN: WBC: Hgb: Plt: Pt/INR: Troponin: Other:	Medications:

Vitals:	Neuro	Cardiac
	Respiratory	GI/GU
	Skin	Muskuloskeletal
	IV Sites	Drips/Fluids

Plan/Notes:

Room:	Name:		Age/Sex:
Admit:	MD:		Code:
Allergies:			Isolation:

Diagnosis:	PMH:
Medical History:	Tests/Procedures:

Labs:		Medications:
Na:	Mg:	
K:	Ca:	
Ph:	Cr:	
BUN:	WBC:	
Hgb:	Plt:	
Pt/INR:	Troponin:	
Other:		

Vitals:	Neuro	Cardiac
	Respiratory	GI/GU
	Skin	Muskuloskeletal
	IV Sites	Drips/Fluids

Plan/Notes:

Room:	Name:		Age/Sex:
Admit:	MD:		Code:
Allergies:			Isolation:

Diagnosis:	PMH:
Medical History:	Tests/Procedures:

Labs:		Medications:
Na:	Mg:	
K:	Ca:	
Ph:	Cr:	
BUN:	WBC:	
Hgb:	Plt:	
Pt/INR:	Troponin:	
Other:		

Vitals:	Neuro	Cardiac
	Respiratory	GI/GU
	Skin	Muskuloskeletal
	IV Sites	Drips/Fluids

Plan/Notes:

Room:	Name:		Age/Sex:
Admit:	MD:		Code:
Allergies:			Isolation:

Diagnosis:	PMH:
Medical History:	Tests/Procedures:

Labs:		Medications:
Na:	Mg:	
K:	Ca:	
Ph:	Cr:	
BUN:	WBC:	
Hgb:	Plt:	
Pt/INR:	Troponin:	
Other:		

Vitals:	Neuro	Cardiac
	Respiratory	GI/GU
	Skin	Muskuloskeletal
	IV Sites	Drips/Fluids

Plan/Notes:

Room:	Name:		Age/Sex:
Admit:	MD:		Code:
Allergies:			Isolation:

Diagnosis:	PMH:
Medical History:	Tests/Procedures:

Labs:		Medications:
Na:	Mg:	
K:	Ca:	
Ph:	Cr:	
BUN:	WBC:	
Hgb:	Plt:	
Pt/INR:	Troponin:	
Other:		

Vitals:	Neuro	Cardiac
	Respiratory	GI/GU
	Skin	Muskuloskeletal
	IV Sites	Drips/Fluids

Plan/Notes:

Room:	Name:		Age/Sex:
Admit:	MD:		Code:
Allergies:			Isolation:

Diagnosis:	PMH:
Medical History:	Tests/Procedures:

Labs:

		Medications:
Na:	Mg:	
K:	Ca:	
Ph:	Cr:	
BUN:	WBC:	
Hgb:	Plt:	
Pt/INR:	Troponin:	
Other:		

Vitals:	Neuro	Cardiac
	Respiratory	GI/GU
	Skin	Muskuloskeletal
	IV Sites	Drips/Fluids

Plan/Notes:

Room:	Name:		Age/Sex:
Admit:	MD:		Code:
Allergies:			Isolation:

Diagnosis:	PMH:
Medical History:	Tests/Procedures:

Labs:		Medications:
Na:	Mg:	
K:	Ca:	
Ph:	Cr:	
BUN:	WBC:	
Hgb:	Plt:	
Pt/INR:	Troponin:	
Other:		

Vitals:	Neuro	Cardiac
	Respiratory	GI/GU
	Skin	Muskuloskeletal
	IV Sites	Drips/Fluids

Plan/Notes:

Room:	Name:		Age/Sex:
Admit:	MD:		Code:
Allergies:			Isolation:

Diagnosis:	PMH:
Medical History:	Tests/Procedures:

Labs:		Medications:
Na:	Mg:	
K:	Ca:	
Ph:	Cr:	
BUN:	WBC:	
Hgb:	Plt:	
Pt/INR:	Troponin:	
Other:		

Vitals:	Neuro	Cardiac
	Respiratory	GI/GU
	Skin	Muskuloskeletal
	IV Sites	Drips/Fluids

Plan/Notes:

Room:	Name:		Age/Sex:
Admit:	MD:		Code:
Allergies:			Isolation:

Diagnosis:	PMH:
Medical History:	Tests/Procedures:

Labs:		Medications:
Na:	Mg:	
K:	Ca:	
Ph:	Cr:	
BUN:	WBC:	
Hgb:	Plt:	
Pt/INR:	Troponin:	
Other:		

Vitals:	Neuro	Cardiac
	Respiratory	GI/GU
	Skin	Muskuloskeletal
	IV Sites	Drips/Fluids

Plan/Notes:

Room:	Name:		Age/Sex:
Admit:	MD:		Code:
Allergies:			Isolation:

Diagnosis:	PMH:
Medical History:	Tests/Procedures:

Labs:		Medications:
Na:	Mg:	
K:	Ca:	
Ph:	Cr:	
BUN:	WBC:	
Hgb:	Plt:	
Pt/INR:	Troponin:	
Other:		

Vitals:	Neuro	Cardiac
	Respiratory	GI/GU
	Skin	Muskuloskeletal
	IV Sites	Drips/Fluids

Plan/Notes:

Room:	Name:		Age/Sex:
Admit:	MD:		Code:
Allergies:			Isolation:

Diagnosis:	PMH:
Medical History:	Tests/Procedures:

Labs:

		Medications:
Na:	Mg:	
K:	Ca:	
Ph:	Cr:	
BUN:	WBC:	
Hgb:	Plt:	
Pt/INR:	Troponin:	
Other:		

Vitals:	Neuro	Cardiac
	Respiratory	GI/GU
	Skin	Muskuloskeletal
	IV Sites	Drips/Fluids

Plan/Notes:

Room:	Name:		Age/Sex:
Admit:	MD:		Code:
Allergies:			Isolation:

Diagnosis:	PMH:
Medical History:	Tests/Procedures:

Labs:		Medications:
Na:	Mg:	
K:	Ca:	
Ph:	Cr:	
BUN:	WBC:	
Hgb:	Plt:	
Pt/INR:	Troponin:	
Other:		

Vitals:	Neuro	Cardiac
	Respiratory	GI/GU
	Skin	Muskuloskeletal
	IV Sites	Drips/Fluids

Plan/Notes:

Room:	Name:		Age/Sex:
Admit:	MD:		Code:
Allergies:			Isolation:

Diagnosis:	PMH:
Medical History:	Tests/Procedures:

Labs:		Medications:
Na:	Mg:	
K:	Ca:	
Ph:	Cr:	
BUN:	WBC:	
Hgb:	Plt:	
Pt/INR:	Troponin:	
Other:		

Vitals:	Neuro	Cardiac
	Respiratory	GI/GU
	Skin	Muskuloskeletal
	IV Sites	Drips/Fluids

Plan/Notes:

Room:	Name:		Age/Sex:
Admit:	MD:		Code:
Allergies:			Isolation:

Diagnosis:	PMH:
Medical History:	Tests/Procedures:

Labs:		Medications:
Na:	Mg:	
K:	Ca:	
Ph:	Cr:	
BUN:	WBC:	
Hgb:	Plt:	
Pt/INR:	Troponin:	
Other:		

Vitals:	Neuro	Cardiac
	Respiratory	GI/GU
	Skin	Musculoskeletal
	IV Sites	Drips/Fluids

Plan/Notes:

Room:	Name:		Age/Sex:
Admit:	MD:		Code:
Allergies:			Isolation:

Diagnosis:	PMH:
Medical History:	Tests/Procedures:

Labs:	Medications:
Na: Mg:	
K: Ca:	
Ph: Cr:	
BUN: WBC:	
Hgb: Plt:	
Pt/INR: Troponin:	
Other:	

Vitals:	Neuro	Cardiac
	Respiratory	GI/GU
	Skin	Muskuloskeletal
	IV Sites	Drips/Fluids

Plan/Notes:

Room:	Name:		Age/Sex:
Admit:	MD:		Code:
Allergies:			Isolation:

Diagnosis:	PMH:
Medical History:	Tests/Procedures:

Labs:		Medications:
Na:	Mg:	
K:	Ca:	
Ph:	Cr:	
BUN:	WBC:	
Hgb:	Plt:	
Pt/INR:	Troponin:	
Other:		

Vitals:	Neuro	Cardiac
	Respiratory	GI/GU
	Skin	Muskuloskeletal
	IV Sites	Drips/Fluids

Plan/Notes:

Room:	Name:		Age/Sex:
Admit:	MD:		Code:
Allergies:			Isolation:

Diagnosis:	PMH:
Medical History:	Tests/Procedures:

Labs:		Medications:
Na:	Mg:	
K:	Ca:	
Ph:	Cr:	
BUN:	WBC:	
Hgb:	Plt:	
Pt/INR:	Troponin:	
Other:		

Vitals:	Neuro	Cardiac
	Respiratory	GI/GU
	Skin	Muskuloskeletal
	IV Sites	Drips/Fluids

Plan/Notes:

Room:	Name:		Age/Sex:
Admit:	MD:		Code:
Allergies:			Isolation:

Diagnosis:	PMH:
Medical History:	Tests/Procedures:

Labs:		Medications:
Na:	Mg:	
K:	Ca:	
Ph:	Cr:	
BUN:	WBC:	
Hgb:	Plt:	
Pt/INR:	Troponin:	
Other:		

Vitals:	Neuro	Cardiac
	Respiratory	GI/GU
	Skin	Muskuloskeletal
	IV Sites	Drips/Fluids

Plan/Notes:

Room:	Name:		Age/Sex:
Admit:	MD:		Code:
Allergies:			Isolation:

Diagnosis:	PMH:
Medical History:	Tests/Procedures:

Labs:		Medications:
Na:	Mg:	
K:	Ca:	
Ph:	Cr:	
BUN:	WBC:	
Hgb:	Plt:	
Pt/INR:	Troponin:	
Other:		

Vitals:	Neuro	Cardiac
	Respiratory	GI/GU
	Skin	Muskuloskeletal
	IV Sites	Drips/Fluids

Plan/Notes:

Room:	Name:		Age/Sex:
Admit:	MD:		Code: |同
Allergies:			Isolation:

Diagnosis:	PMH:
Medical History:	Tests/Procedures:

Labs:		Medications:
Na:	Mg:	
K:	Ca:	
Ph:	Cr:	
BUN:	WBC:	
Hgb:	Plt:	
Pt/INR:	Troponin:	
Other:		

Vitals:	Neuro	Cardiac
	Respiratory	GI/GU
	Skin	Muskuloskeletal
	IV Sites	Drips/Fluids

Plan/Notes:

Room:	Name:		Age/Sex:
Admit:	MD:		Code:
Allergies:			Isolation:

Diagnosis:	PMH:
Medical History:	Tests/Procedures:

Labs:		Medications:
Na:	Mg:	
K:	Ca:	
Ph:	Cr:	
BUN:	WBC:	
Hgb:	Plt:	
Pt/INR:	Troponin:	
Other:		

Vitals:	Neuro	Cardiac
	Respiratory	GI/GU
	Skin	Muskuloskeletal
	IV Sites	Drips/Fluids

Plan/Notes:

Room:	Name:		Age/Sex:
Admit:	MD:		Code:
Allergies:			Isolation:

Diagnosis:	PMH:
Medical History:	Tests/Procedures:

Labs:

Na:	Mg:	Medications:
K:	Ca:	
Ph:	Cr:	
BUN:	WBC:	
Hgb:	Plt:	
Pt/INR:	Troponin:	
Other:		

Vitals:	Neuro	Cardiac
	Respiratory	GI/GU
	Skin	Muskuloskeletal
	IV Sites	Drips/Fluids

Plan/Notes:

Room:	Name:		Age/Sex:
Admit:	MD:		Code:
Allergies:			Isolation:

Diagnosis:	PMH:
Medical History:	Tests/Procedures:

Labs:		Medications:
Na:	Mg:	
K:	Ca:	
Ph:	Cr:	
BUN:	WBC:	
Hgb:	Plt:	
Pt/INR:	Troponin:	
Other:		

Vitals:	Neuro	Cardiac
	Respiratory	GI/GU
	Skin	Musculoskeletal
	IV Sites	Drips/Fluids

Plan/Notes:

Room:	Name:		Age/Sex:
Admit:	MD:		Code:
Allergies:			Isolation:

Diagnosis:	PMH:
Medical History:	Tests/Procedures:

Labs:		Medications:
Na:	Mg:	
K:	Ca:	
Ph:	Cr:	
BUN:	WBC:	
Hgb:	Plt:	
Pt/INR:	Troponin:	
Other:		

Vitals:	Neuro	Cardiac
	Respiratory	GI/GU
	Skin	Muskuloskeletal
	IV Sites	Drips/Fluids

Plan/Notes:

Room:	Name:		Age/Sex:
Admit:	MD:		Code:
Allergies:			Isolation:

Diagnosis:	PMH:
Medical History:	Tests/Procedures:

Labs:		Medications:
Na:	Mg:	
K:	Ca:	
Ph:	Cr:	
BUN:	WBC:	
Hgb:	Plt:	
Pt/INR:	Troponin:	
Other:		

Vitals:	Neuro	Cardiac
	Respiratory	GI/GU
	Skin	Muskuloskeletal
	IV Sites	Drips/Fluids

Plan/Notes:

Room:	Name:		Age/Sex:
Admit:	MD:		Code:
Allergies:			Isolation:

Diagnosis:	PMH:
Medical History:	Tests/Procedures:

Labs:

Na:	Mg:
K:	Ca:
Ph:	Cr:
BUN:	WBC:
Hgb:	Plt:
Pt/INR:	Troponin:

Other:

Medications:

Vitals:	Neuro	Cardiac
	Respiratory	GI/GU
	Skin	Muskuloskeletal
	IV Sites	Drips/Fluids

Plan/Notes:

Room:	Name:		Age/Sex:
Admit:	MD:		Code:
Allergies:			Isolation:

Diagnosis:	PMH:
Medical History:	Tests/Procedures:

Labs:		Medications:
Na:	Mg:	
K:	Ca:	
Ph:	Cr:	
BUN:	WBC:	
Hgb:	Plt:	
Pt/INR:	Troponin:	
Other:		

Vitals:	Neuro	Cardiac
	Respiratory	GI/GU
	Skin	Musculoskeletal
	IV Sites	Drips/Fluids

Plan/Notes:

Room:	Name:		Age/Sex:
Admit:	MD:		Code:
Allergies:			Isolation:

Diagnosis:	PMH:
Medical History:	Tests/Procedures:

Labs:		Medications:
Na:	Mg:	
K:	Ca:	
Ph:	Cr:	
BUN:	WBC:	
Hgb:	Plt:	
Pt/INR:	Troponin:	
Other:		

Vitals:	Neuro	Cardiac
	Respiratory	GI/GU
	Skin	Muskuloskeletal
	IV Sites	Drips/Fluids

Plan/Notes:

Room:	Name:		Age/Sex:
Admit:	MD:		Code:
Allergies:			Isolation:

Diagnosis:	PMH:
Medical History:	Tests/Procedures:

Labs:		Medications:
Na:	Mg:	
K:	Ca:	
Ph:	Cr:	
BUN:	WBC:	
Hgb:	Plt:	
Pt/INR:	Troponin:	
Other:		

Vitals:	Neuro	Cardiac
	Respiratory	GI/GU
	Skin	Muskuloskeletal
	IV Sites	Drips/Fluids

Plan/Notes:

Room:	Name:		Age/Sex:
Admit:	MD:		Code:
Allergies:			Isolation:

Diagnosis:	PMH:
Medical History:	Tests/Procedures:

Labs: Medications:

Na: Mg:

K: Ca:

Ph: Cr:

BUN: WBC:

Hgb: Plt:

Pt/INR: Troponin:

Other:

Vitals:	Neuro	Cardiac
	Respiratory	GI/GU
	Skin	Muskuloskeletal
	IV Sites	Drips/Fluids

Plan/Notes:

Room:	Name:		Age/Sex:
Admit:	MD:		Code:
Allergies:			Isolation:

Diagnosis:	PMH:
Medical History:	Tests/Procedures:

Labs:		Medications:
Na:	Mg:	
K:	Ca:	
Ph:	Cr:	
BUN:	WBC:	
Hgb:	Plt:	
Pt/INR:	Troponin:	
Other:		

Vitals:	Neuro	Cardiac
	Respiratory	GI/GU
	Skin	Muskuloskeletal
	IV Sites	Drips/Fluids

Plan/Notes:

Room:	Name:		Age/Sex:
Admit:	MD:		Code:
Allergies:			Isolation:

Diagnosis:

PMH:

Medical History:

Tests/Procedures:

Labs:

Na: Mg:

K: Ca:

Ph: Cr:

BUN: WBC:

Hgb: Plt:

Pt/INR: Troponin:

Other:

Medications:

Vitals:

Neuro	Cardiac
Respiratory	GI/GU
Skin	Muskuloskeletal
IV Sites	Drips/Fluids

Plan/Notes:

Room:	Name:		Age/Sex:
Admit:	MD:		Code:
Allergies:			Isolation:

Diagnosis:	PMH:
Medical History:	Tests/Procedures:

Labs:		Medications:
Na:	Mg:	
K:	Ca:	
Ph:	Cr:	
BUN:	WBC:	
Hgb:	Plt:	
Pt/INR:	Troponin:	
Other:		

Vitals:	Neuro	Cardiac
	Respiratory	GI/GU
	Skin	Muskuloskeletal
	IV Sites	Drips/Fluids

Plan/Notes:

Room:	Name:		Age/Sex:
Admit:	MD:		Code:
Allergies:			Isolation:

Diagnosis:	PMH:
Medical History:	Tests/Procedures:

Labs:	Medications:
Na: Mg:	
K: Ca:	
Ph: Cr:	
BUN: WBC:	
Hgb: Plt:	
Pt/INR: Troponin:	
Other:	

Vitals:	Neuro	Cardiac
	Respiratory	GI/GU
	Skin	Muskuloskeletal
	IV Sites	Drips/Fluids

Plan/Notes:

Room:	Name:			Age/Sex:
Admit:	MD:			Code:
Allergies:				Isolation:

Diagnosis:	PMH:
Medical History:	Tests/Procedures:

Labs:		Medications:
Na:	Mg:	
K:	Ca:	
Ph:	Cr:	
BUN:	WBC:	
Hgb:	Plt:	
Pt/INR:	Troponin:	
Other:		

Vitals:	Neuro	Cardiac
	Respiratory	GI/GU
	Skin	Muskuloskeletal
	IV Sites	Drips/Fluids

Plan/Notes:

Room:	Name:		Age/Sex:
Admit:	MD:		Code:
Allergies:			Isolation:

Diagnosis:	PMH:
Medical History:	Tests/Procedures:

Labs:		Medications:
Na:	Mg:	
K:	Ca:	
Ph:	Cr:	
BUN:	WBC:	
Hgb:	Plt:	
Pt/INR:	Troponin:	
Other:		

Vitals:	Neuro	Cardiac
	Respiratory	GI/GU
	Skin	Muskuloskeletal
	IV Sites	Drips/Fluids

Plan/Notes:

Room:	Name:		Age/Sex:
Admit:	MD:		Code:
Allergies:			Isolation:

Diagnosis:	PMH:
Medical History:	Tests/Procedures:

Labs:

		Medications:
Na:	Mg:	
K:	Ca:	
Ph:	Cr:	
BUN:	WBC:	
Hgb:	Plt:	
Pt/INR:	Troponin:	
Other:		

Vitals:	Neuro	Cardiac
	Respiratory	GI/GU
	Skin	Muskuloskeletal
	IV Sites	Drips/Fluids

Plan/Notes:

Room:	Name:		Age/Sex:
Admit:	MD:		Code:
Allergies:			Isolation:

Diagnosis:	PMH:
Medical History:	Tests/Procedures:

Labs:

Na:	Mg:	Medications:
K:	Ca:	
Ph:	Cr:	
BUN:	WBC:	
Hgb:	Plt:	
Pt/INR:	Troponin:	
Other:		

Vitals:	Neuro	Cardiac
	Respiratory	GI/GU
	Skin	Muskuloskeletal
	IV Sites	Drips/Fluids

Plan/Notes:

Room:	Name:		Age/Sex:
Admit:	MD:		Code:
Allergies:			Isolation:

Diagnosis:	PMH:
Medical History:	Tests/Procedures:

Labs:		Medications:
Na:	Mg:	
K:	Ca:	
Ph:	Cr:	
BUN:	WBC:	
Hgb:	Plt:	
Pt/INR:	Troponin:	
Other:		

Vitals:	Neuro	Cardiac
	Respiratory	GI/GU
	Skin	Muskuloskeletal
	IV Sites	Drips/Fluids

Plan/Notes:

Room:	Name:		Age/Sex:
Admit:	MD:		Code:
Allergies:			Isolation:

Diagnosis:	PMH:
Medical History:	Tests/Procedures:

Labs:		Medications:
Na:	Mg:	
K:	Ca:	
Ph:	Cr:	
BUN:	WBC:	
Hgb:	Plt:	
Pt/INR:	Troponin:	
Other:		

Vitals:	Neuro	Cardiac
	Respiratory	GI/GU
	Skin	Musculoskeletal
	IV Sites	Drips/Fluids

Plan/Notes:

Room:	Name:		Age/Sex:
Admit:	MD:		Code:
Allergies:			Isolation:

Diagnosis:	PMH:
Medical History:	Tests/Procedures:

Labs:		Medications:
Na:	Mg:	
K:	Ca:	
Ph:	Cr:	
BUN:	WBC:	
Hgb:	Plt:	
Pt/INR:	Troponin:	
Other:		

Vitals:	Neuro	Cardiac
	Respiratory	GI/GU
	Skin	Muskuloskeletal
	IV Sites	Drips/Fluids

Plan/Notes:

Room:	Name:		Age/Sex:
Admit:	MD:		Code:
Allergies:			Isolation:

Diagnosis:	PMH:
Medical History:	Tests/Procedures:

Labs:

Na:	Mg:
K:	Ca:
Ph:	Cr:
BUN:	WBC:
Hgb:	Plt:
Pt/INR:	Troponin:
Other:	

Medications:

Vitals:	Neuro	Cardiac
	Respiratory	GI/GU
	Skin	Muskuloskeletal
	IV Sites	Drips/Fluids

Plan/Notes:

Room:	Name:		Age/Sex:
Admit:	MD:		Code:

Allergies:		Isolation:

Diagnosis:	PMH:

Medical History:	Tests/Procedures:

Labs: | Medications:

- Na:
- K:
- Ph:
- BUN:
- Hgb:
- Pt/INR:
- Other:

- Mg:
- Ca:
- Cr:
- WBC:
- Plt:
- Troponin:

Vitals:	Neuro	Cardiac
	Respiratory	GI/GU
	Skin	Muskuloskeletal
	IV Sites	Drips/Fluids

Plan/Notes:

Room:	Name:		Age/Sex:
Admit:	MD:		Code:
Allergies:			Isolation:

Diagnosis:	PMH:
Medical History:	Tests/Procedures:

Labs:		Medications:
Na:	Mg:	
K:	Ca:	
Ph:	Cr:	
BUN:	WBC:	
Hgb:	Plt:	
Pt/INR:	Troponin:	
Other:		

Vitals:	Neuro	Cardiac
	Respiratory	GI/GU
	Skin	Muskuloskeletal
	IV Sites	Drips/Fluids

Plan/Notes:

Room:	Name:		Age/Sex:
Admit:	MD:		Code:
Allergies:			Isolation:

Diagnosis:	PMH:
Medical History:	Tests/Procedures:

Labs:

		Medications:
Na:	Mg:	
K:	Ca:	
Ph:	Cr:	
BUN:	WBC:	
Hgb:	Plt:	
Pt/INR:	Troponin:	
Other:		

Vitals:	Neuro	Cardiac
	Respiratory	GI/GU
	Skin	Muskuloskeletal
	IV Sites	Drips/Fluids

Plan/Notes:

Room:	Name:		Age/Sex:
Admit:	MD:		Code:
Allergies:			Isolation:

Diagnosis:	PMH:
Medical History:	Tests/Procedures:

Labs:		Medications:
Na:	Mg:	
K:	Ca:	
Ph:	Cr:	
BUN:	WBC:	
Hgb:	Plt:	
Pt/INR:	Troponin:	
Other:		

Vitals:	Neuro	Cardiac
	Respiratory	GI/GU
	Skin	Muskuloskeletal
	IV Sites	Drips/Fluids

Plan/Notes:

Room:	Name:		Age/Sex:
Admit:	MD:		Code:
Allergies:			Isolation:

Diagnosis:	PMH:
Medical History:	Tests/Procedures:

Labs:		Medications:
Na:	Mg:	
K:	Ca:	
Ph:	Cr:	
BUN:	WBC:	
Hgb:	Plt:	
Pt/INR:	Troponin:	
Other:		

Vitals:	Neuro	Cardiac
	Respiratory	GI/GU
	Skin	Muskuloskeletal
	IV Sites	Drips/Fluids

Plan/Notes:

Room:	Name:		Age/Sex:
Admit:	MD:		Code:
Allergies:			Isolation:

Diagnosis:	PMH:
Medical History:	Tests/Procedures:

Labs:		Medications:
Na:	Mg:	
K:	Ca:	
Ph:	Cr:	
BUN:	WBC:	
Hgb:	Plt:	
Pt/INR:	Troponin:	
Other:		

Vitals:	Neuro	Cardiac
	Respiratory	GI/GU
	Skin	Muskuloskeletal
	IV Sites	Drips/Fluids

Plan/Notes:

Room:	Name:		Age/Sex:
Admit:	MD:		Code:

Allergies:	Isolation:

Diagnosis:	PMH:
Medical History:	Tests/Procedures:

Labs: | Medications:

Na: Mg:

K: Ca:

Ph: Cr:

BUN: WBC:

Hgb: Plt:

Pt/INR: Troponin:

Other:

Vitals:	Neuro	Cardiac
	Respiratory	GI/GU
	Skin	Muskuloskeletal
	IV Sites	Drips/Fluids

Plan/Notes:

Room:	Name:		Age/Sex:
Admit:	MD:		Code:
Allergies:			Isolation:

Diagnosis:	PMH:
Medical History:	Tests/Procedures:

Labs:		Medications:
Na:	Mg:	
K:	Ca:	
Ph:	Cr:	
BUN:	WBC:	
Hgb:	Plt:	
Pt/INR:	Troponin:	
Other:		

Vitals:	Neuro	Cardiac
	Respiratory	GI/GU
	Skin	Muskuloskeletal
	IV Sites	Drips/Fluids

Plan/Notes:

Room:	Name:		Age/Sex:
Admit:	MD:		Code:
Allergies:			Isolation:

Diagnosis:	PMH:
Medical History:	Tests/Procedures:

Labs:		Medications:
Na:	Mg:	
K:	Ca:	
Ph:	Cr:	
BUN:	WBC:	
Hgb:	Plt:	
Pt/INR:	Troponin:	
Other:		

Vitals:	Neuro	Cardiac
	Respiratory	GI/GU
	Skin	Muskuloskeletal
	IV Sites	Drips/Fluids

Plan/Notes:

Room:	Name:		Age/Sex:
Admit:	MD:		Code:
Allergies:			Isolation:

Diagnosis:	PMH:
Medical History:	Tests/Procedures:

Labs:		Medications:
Na:	Mg:	
K:	Ca:	
Ph:	Cr:	
BUN:	WBC:	
Hgb:	Plt:	
Pt/INR:	Troponin:	
Other:		

Vitals:	Neuro	Cardiac
	Respiratory	GI/GU
	Skin	Muskuloskeletal
	IV Sites	Drips/Fluids

Plan/Notes:

Room:	Name:		Age/Sex:
Admit:	MD:		Code:
Allergies:			Isolation:

Diagnosis:	PMH:
Medical History:	Tests/Procedures:

Labs:

		Medications:
Na:	Mg:	
K:	Ca:	
Ph:	Cr:	
BUN:	WBC:	
Hgb:	Plt:	
Pt/INR:	Troponin:	
Other:		

Vitals:	Neuro	Cardiac
	Respiratory	GI/GU
	Skin	Muskuloskeletal
	IV Sites	Drips/Fluids

Plan/Notes:

Room:	Name:		Age/Sex:
Admit:	MD:		Code:
Allergies:			Isolation:

Diagnosis:	PMH:
Medical History:	Tests/Procedures:

Labs:

		Medications:
Na:	Mg:	
K:	Ca:	
Ph:	Cr:	
BUN:	WBC:	
Hgb:	Plt:	
Pt/INR:	Troponin:	
Other:		

Vitals:	Neuro	Cardiac
	Respiratory	GI/GU
	Skin	Musculoskeletal
	IV Sites	Drips/Fluids

Plan/Notes:

Room:	Name:		Age/Sex:
Admit:	MD:		Code:
Allergies:			Isolation:

Diagnosis:	PMH:
Medical History:	Tests/Procedures:

Labs:		Medications:
Na:	Mg:	
K:	Ca:	
Ph:	Cr:	
BUN:	WBC:	
Hgb:	Plt:	
Pt/INR:	Troponin:	
Other:		

Vitals:	Neuro	Cardiac
	Respiratory	GI/GU
	Skin	Muskuloskeletal
	IV Sites	Drips/Fluids

Plan/Notes:

Room:	Name:		Age/Sex:
Admit:	MD:		Code:
Allergies:			Isolation:

Diagnosis:	PMH:
Medical History:	Tests/Procedures:

Labs:		Medications:
Na:	Mg:	
K:	Ca:	
Ph:	Cr:	
BUN:	WBC:	
Hgb:	Plt:	
Pt/INR:	Troponin:	
Other:		

Vitals:	Neuro	Cardiac
	Respiratory	GI/GU
	Skin	Muskuloskeletal
	IV Sites	Drips/Fluids

Plan/Notes:

Room:	Name:		Age/Sex:
Admit:	MD:		Code:
Allergies:			Isolation:

Diagnosis:	PMH:
Medical History:	Tests/Procedures:

Labs:		Medications:
Na:	Mg:	
K:	Ca:	
Ph:	Cr:	
BUN:	WBC:	
Hgb:	Plt:	
Pt/INR:	Troponin:	
Other:		

Vitals:	Neuro	Cardiac
	Respiratory	GI/GU
	Skin	Muskuloskeletal
	IV Sites	Drips/Fluids

Plan/Notes:

Room:	Name:		Age/Sex:
Admit:	MD:		Code:
Allergies:			Isolation:

Diagnosis:	PMH:
Medical History:	Tests/Procedures:

Labs:		Medications:
Na:	Mg:	
K:	Ca:	
Ph:	Cr:	
BUN:	WBC:	
Hgb:	Plt:	
Pt/INR:	Troponin:	
Other:		

Vitals:	Neuro	Cardiac
	Respiratory	GI/GU
	Skin	Musculoskeletal
	IV Sites	Drips/Fluids

Plan/Notes:

Room:	Name:		Age/Sex:
Admit:	MD:		Code:
Allergies:			Isolation:

Diagnosis:	PMH:
Medical History:	Tests/Procedures:

Labs:		Medications:
Na:	Mg:	
K:	Ca:	
Ph:	Cr:	
BUN:	WBC:	
Hgb:	Plt:	
Pt/INR:	Troponin:	
Other:		

Vitals:	Neuro	Cardiac
	Respiratory	GI/GU
	Skin	Muskuloskeletal
	IV Sites	Drips/Fluids

Plan/Notes:

Room:	Name:		Age/Sex:
Admit:	MD:		Code:
Allergies:			Isolation:

Diagnosis:	PMH:
Medical History:	Tests/Procedures:

Labs:	Medications:
Na: Mg:	
K: Ca:	
Ph: Cr:	
BUN: WBC:	
Hgb: Plt:	
Pt/INR: Troponin:	
Other:	

Vitals:	Neuro	Cardiac
	Respiratory	GI/GU
	Skin	Muskuloskeletal
	IV Sites	Drips/Fluids

Plan/Notes:

Room:	Name:		Age/Sex:
Admit:	MD:		Code:
Allergies:			Isolation:

Diagnosis:	PMH:
Medical History:	Tests/Procedures:

Labs:		Medications:
Na:	Mg:	
K:	Ca:	
Ph:	Cr:	
BUN:	WBC:	
Hgb:	Plt:	
Pt/INR:	Troponin:	
Other:		

Vitals:	Neuro	Cardiac
	Respiratory	GI/GU
	Skin	Muskuloskeletal
	IV Sites	Drips/Fluids

Plan/Notes:

Room:	Name:		Age/Sex:
Admit:	MD:		Code:
Allergies:			Isolation:

Diagnosis:	PMH:
Medical History:	Tests/Procedures:

Labs:		Medications:
Na:	Mg:	
K:	Ca:	
Ph:	Cr:	
BUN:	WBC:	
Hgb:	Plt:	
Pt/INR:	Troponin:	
Other:		

Vitals:	Neuro	Cardiac
	Respiratory	GI/GU
	Skin	Muskuloskeletal
	IV Sites	Drips/Fluids

Plan/Notes:

Room:	Name:		Age/Sex:
Admit:	MD:		Code:
Allergies:			Isolation:

Diagnosis:	PMH:
Medical History:	Tests/Procedures:

Labs:

		Medications:
Na:	Mg:	
K:	Ca:	
Ph:	Cr:	
BUN:	WBC:	
Hgb:	Plt:	
Pt/INR:	Troponin:	
Other:		

Vitals:	Neuro	Cardiac
	Respiratory	GI/GU
	Skin	Muskuloskeletal
	IV Sites	Drips/Fluids

Plan/Notes:

Room:	Name:		Age/Sex:
Admit:	MD:		Code:
Allergies:			Isolation:

Diagnosis:	PMH:
Medical History:	Tests/Procedures:

Labs:		Medications:
Na:	Mg:	
K:	Ca:	
Ph:	Cr:	
BUN:	WBC:	
Hgb:	Plt:	
Pt/INR:	Troponin:	
Other:		

Vitals:	Neuro	Cardiac
	Respiratory	GI/GU
	Skin	Muskuloskeletal
	IV Sites	Drips/Fluids

Plan/Notes:

Room:	Name:		Age/Sex:
Admit:	MD:		Code:
Allergies:			Isolation:

Diagnosis:	PMH:
Medical History:	Tests/Procedures:

Labs:		Medications:
Na:	Mg:	
K:	Ca:	
Ph:	Cr:	
BUN:	WBC:	
Hgb:	Plt:	
Pt/INR:	Troponin:	
Other:		

Vitals:	Neuro	Cardiac
	Respiratory	GI/GU
	Skin	Muskuloskeletal
	IV Sites	Drips/Fluids

Plan/Notes:

Room:	Name:		Age/Sex:
Admit:	MD:		Code:
Allergies:			Isolation:

Diagnosis:	PMH:
Medical History:	Tests/Procedures:

Labs:		Medications:
Na:	Mg:	
K:	Ca:	
Ph:	Cr:	
BUN:	WBC:	
Hgb:	Plt:	
Pt/INR:	Troponin:	
Other:		

Vitals:	Neuro	Cardiac
	Respiratory	GI/GU
	Skin	Muskuloskeletal
	IV Sites	Drips/Fluids

Plan/Notes:

Room:	Name:		Age/Sex:
Admit:	MD:		Code:
Allergies:			Isolation:

Diagnosis:	PMH:
Medical History:	Tests/Procedures:

Labs:		Medications:
Na:	Mg:	
K:	Ca:	
Ph:	Cr:	
BUN:	WBC:	
Hgb:	Plt:	
Pt/INR:	Troponin:	
Other:		

Vitals:	Neuro	Cardiac
	Respiratory	GI/GU
	Skin	Muskuloskeletal
	IV Sites	Drips/Fluids

Plan/Notes:

Room:	Name:		Age/Sex:
Admit:	MD:		Code:
Allergies:			Isolation:

Diagnosis:	PMH:
Medical History:	Tests/Procedures:

Labs:		Medications:
Na:	Mg:	
K:	Ca:	
Ph:	Cr:	
BUN:	WBC:	
Hgb:	Plt:	
Pt/INR:	Troponin:	
Other:		

Vitals:	Neuro	Cardiac
	Respiratory	GI/GU
	Skin	Musculoskeletal
	IV Sites	Drips/Fluids

Plan/Notes:

Room:	Name:		Age/Sex:
Admit:	MD:		Code:
Allergies:			Isolation:

Diagnosis:	PMH:
Medical History:	Tests/Procedures:

Labs:

		Medications:
Na:	Mg:	
K:	Ca:	
Ph:	Cr:	
BUN:	WBC:	
Hgb:	Plt:	
Pt/INR:	Troponin:	
Other:		

Vitals:	Neuro	Cardiac
	Respiratory	GI/GU
	Skin	Musculoskeletal
	IV Sites	Drips/Fluids

Plan/Notes:

Room:	Name:		Age/Sex:
Admit:	MD:		Code:
Allergies:			Isolation:

Diagnosis:	PMH:
Medical History:	Tests/Procedures:

Labs:		Medications:
Na:	Mg:	
K:	Ca:	
Ph:	Cr:	
BUN:	WBC:	
Hgb:	Plt:	
Pt/INR:	Troponin:	
Other:		

Vitals:	Neuro	Cardiac
	Respiratory	GI/GU
	Skin	Muskuloskeletal
	IV Sites	Drips/Fluids

Plan/Notes:

Room:	Name:		Age/Sex:
Admit:	MD:		Code:

Allergies:	Isolation:

Diagnosis:	PMH:

Medical History:	Tests/Procedures:

Labs:

		Medications:
Na:	Mg:	
K:	Ca:	
Ph:	Cr:	
BUN:	WBC:	
Hgb:	Plt:	
Pt/INR:	Troponin:	
Other:		

Vitals:	Neuro	Cardiac
	Respiratory	GI/GU
	Skin	Muskuloskeletal
	IV Sites	Drips/Fluids

Plan/Notes:

Room:	Name:		Age/Sex:
Admit:	MD:		Code:
Allergies:			Isolation:

Diagnosis:	PMH:
Medical History:	Tests/Procedures:

Labs:		Medications:
Na:	Mg:	
K:	Ca:	
Ph:	Cr:	
BUN:	WBC:	
Hgb:	Plt:	
Pt/INR:	Troponin:	
Other:		

Vitals:	Neuro	Cardiac
	Respiratory	GI/GU
	Skin	Muskuloskeletal
	IV Sites	Drips/Fluids

Plan/Notes:

Room:	Name:		Age/Sex:
Admit:	MD:		Code:
Allergies:			Isolation:

Diagnosis:	PMH:
Medical History:	Tests/Procedures:

Labs:

		Medications:
Na:	Mg:	
K:	Ca:	
Ph:	Cr:	
BUN:	WBC:	
Hgb:	Plt:	
Pt/INR:	Troponin:	
Other:		

Vitals:	Neuro	Cardiac
	Respiratory	GI/GU
	Skin	Muskuloskeletal
	IV Sites	Drips/Fluids

Plan/Notes:

Room:	Name:		Age/Sex:
Admit:	MD:		Code:
Allergies:			Isolation:

Diagnosis:	PMH:
Medical History:	Tests/Procedures:

Labs:

Na:	Mg:	Medications:
K:	Ca:	
Ph:	Cr:	
BUN:	WBC:	
Hgb:	Plt:	
Pt/INR:	Troponin:	

Other:

Vitals:	Neuro	Cardiac
	Respiratory	GI/GU
	Skin	Muskuloskeletal
	IV Sites	Drips/Fluids

Plan/Notes:

Room:	Name:		Age/Sex:
Admit:	MD:		Code:
Allergies:			Isolation:

Diagnosis:	PMH:
Medical History:	Tests/Procedures:

Labs:

		Medications:
Na:	Mg:	
K:	Ca:	
Ph:	Cr:	
BUN:	WBC:	
Hgb:	Plt:	
Pt/INR:	Troponin:	
Other:		

Vitals:	Neuro	Cardiac
	Respiratory	GI/GU
	Skin	Muskuloskeletal
	IV Sites	Drips/Fluids

Plan/Notes:

Room:	Name:		Age/Sex:
Admit:	MD:		Code:
Allergies:			Isolation:

Diagnosis:	PMH:
Medical History:	Tests/Procedures:

Labs:		Medications:
Na:	Mg:	
K:	Ca:	
Ph:	Cr:	
BUN:	WBC:	
Hgb:	Plt:	
Pt/INR:	Troponin:	
Other:		

Vitals:	Neuro	Cardiac
	Respiratory	GI/GU
	Skin	Muskuloskeletal
	IV Sites	Drips/Fluids

Plan/Notes:

Room:	Name:		Age/Sex:
Admit:	MD:		Code:
Allergies:			Isolation:

Diagnosis:	PMH:
Medical History:	Tests/Procedures:

Labs:

		Medications:
Na:	Mg:	
K:	Ca:	
Ph:	Cr:	
BUN:	WBC:	
Hgb:	Plt:	
Pt/INR:	Troponin:	
Other:		

Vitals:	Neuro	Cardiac
	Respiratory	GI/GU
	Skin	Muskuloskeletal
	IV Sites	Drips/Fluids

Plan/Notes:

Room:	Name:		Age/Sex:
Admit:	MD:		Code:
Allergies:			Isolation:

Diagnosis:	PMH:
Medical History:	Tests/Procedures:

Labs:		Medications:
Na:	Mg:	
K:	Ca:	
Ph:	Cr:	
BUN:	WBC:	
Hgb:	Plt:	
Pt/INR:	Troponin:	
Other:		

Vitals:	Neuro	Cardiac
	Respiratory	GI/GU
	Skin	Muskuloskeletal
	IV Sites	Drips/Fluids

Plan/Notes:

Room:	Name:		Age/Sex:
Admit:	MD:		Code: |ает

Allergies:	Isolation:

Diagnosis:	PMH:

Medical History:	Tests/Procedures:

Labs:

Na:	Mg:
K:	Ca:
Ph:	Cr:
BUN:	WBC:
Hgb:	Plt:
Pt/INR:	Troponin:
Other:	

Medications:

Vitals:	Neuro	Cardiac
	Respiratory	GI/GU
	Skin	Muskuloskeletal
	IV Sites	Drips/Fluids

Plan/Notes:

Made in United States
North Haven, CT
13 July 2025